Tabata

Fit in 4 Minuten

Inhaltsverzeichnis

Einleitung

Du willst mehr Fett verbrennen, aber hast keine Lust auf Diäten und auf das Fitnessstudio? Gehörst du auch zu denen, die zwar gerne Sport treiben würden, aber bei aller Liebe zwischen Arbeit und Kindern keine Zeit dafür finden?

Dann hast du wahrscheinlich noch nicht von Tabata gehört!

Tabata ist eine Form von HIIT – high intensityintervaltraining – also hochintensivem Intervalltraining. Dabei geht es darum in minimaler Zeit das maximale aus deinem Körper zu holen. Effektives Training für alle vom Stress geplagten Leute.

Erfunden wurde Tabata 1996 vom japanischen Sportwissenschaftler Izumi Tabata. Er entwarf die Trainingsmethode für das japanische Eisschnelllaufteam in der Trainingsphase für die olympischen Spiele. Lange Zeit blieb Tabata Training versteckt in den Schubladen und Trainingshallen der Leistungssportler, bis etwa vor 5 Jahren, als die allgemeine Fitnesswelt Tabata und sein Potential für die Allgemeinheit entdeckte.

Bei Tabata werden vor allem rund um die Problemzonen deine Muskeln gestärkt und du wirst dort auch an Fett verlieren und zwar mit hohem Nachbrenneffekt. Dazu kommt, dass du deine allgemeine Kondition verbessern wirst. Alles, was du brauchst, ist eine Uhr mit Sekundenzeiger oder die Stoppuhr von deinem Smartphone und eine weiche Unterlage (Teppich, Handtuch, Bettdecke oder was auch immer gerade rumliegt). Tabata lässt sich zudem zu jeder Zeit durchführen. Du kannst also heute am Morgen trainieren, morgen am Abend und übermorgen in der Mittagspause. Auf Geschäftsreisen oder im Urlaub kannst du es schnell im Hotelzimmer durchführen oder während einer Werbepause beim Fernsehen. Es spielt keine Rolle, wann und wo. Damit wird Tabata zu einer der flexibelsten Sportarten, die es gibt! Da dein kompletter Zeitaufwand bei etwa 10 Minuten liegt, hast du nun auch keine Ausreden mehr, denn absolut jeder von uns kann zumindest 10 Minuten am Tag erübrigen und für Tabata aufwenden.

Vergleiche Tabata einfach mal mit dem klassischen Training im Fitnessstudio:

- Du brauchst keine teuren Sportklamotten und Hallenschuhe.

- Du hast keine Verträge und Gebühren für Mitgliedschaften.

- Du musst nicht für Geräte und Gewichte anstehen.

- Du brauchst auch keine Gewichte kaufen. Selbst. Wenn du zum Krafttraining übergehst, wird alles nur mit deinem Körpergewicht trainiert.

- Keine Einführungskurse, für die man sich ewig vorher anmelden muss.

- Keiner beobachtet dich beim Training und niemand muss dich in Sportklamotten sehen.

- Du musst auch mit niemandem reden und musst nicht sozial sein, was Tabata perfekt macht, wenn man nach einem stressigen Tag nach Hause kommt.

- Du hast keine Anfahrtswege und keine Parkprobleme. Du musst das Haus überhaupt nicht erst verlassen (mal ehrlich: wie oft hast du im Winter das Training ausfallen lassen, weil es draußen so kalt war).

Das Training besteht aus Intervallen von 20 oder mehr Sekunden, in denen du dich fast bis zum Umfallen anstrengst und dann aus Verschnaufpausen, die ungefähr der halben Länge eines Intervalls entsprechen. Man trainiert verschiedene Einheiten, etwa 4 für Anfänger und später mehr. Somit erreicht man in wenigen Minuten ein großes sportliches Ziel.

Fragst du dich jetzt, wo der Haken ist? Wir geben es zu, einen kleinen Haken gibt es: Tabata wird erst dann richtig effektiv, wenn du es an mindestens 5 Tagen in der Woche trainierst. Das klingt erst mal nach viel, aber bedenke, du musst pro Tag nur 10 bis 15 Minuten aufwenden und das ist alles!

Zeig dir selbst einfach, dass du dir so viel wert bist! Du wirst von Tabata so stark profitieren, dass es viel mehr wert ist, als Training im Fitnessstudio. Und das nicht nur, weil es gratis ist. Nimm dir einfach für 10 bis 15 kurze Minuten am Tag eine Auszeit vom Rest des Lebens und leg gute Musik auf. Dein Partner oder andere Leute werden dafür bestimmt Verständnis aufbringen und wahrscheinlich dich auch motivieren können. Und warte erst mal ab, bis du nach einer Weile das Ergebnis im Spiegel sehen kannst: dann werden alle neidisch und wollen mitmachen!

Wir alle wissen, dass es am Ende eines anstrengenden Tages sehr schwierig sein kann, sich dann auch noch für Sport zu begeistern. Denk dann einfach an all die positiven Dinge, die Tabata mit sich bringt und denk an all deine Freunde und Kollegen, die sich gerade im Fitnessstudio für viel Geld schinden, während du in gerade mal einer Viertelstunde auf dem Teppich dasselbe erreichst. Das Schöne an der Stoppuhr ist, dass du einen tollen Countdown bis zum Ende hast und dass das Ende nie weit entfernt liegt. Danach hast du dir den faulen Abend auf der Couch so richtig verdient und das ganz ohne schlechtem Gewissen!

Kapitel 1: So geht Tabata

Tabata kann grundsätzlich von allen durchgeführt werden und alle können davon profitieren. Wenn du bisher fast nie Sport betrieben hast, kannst du dadurch Muskeln aufbauen und deine Kondition verbessern. Wenn du bereits Sportler bist, kannst du durch gezielte Übungen die Muskeln verbessern, die du für die entsprechende Sportart benötigst, du kannst dich aber auch auf die Gegenspieler dieser Muskeln fokussieren, damit du ein besseres Gleichgewicht zwischen Muskeln und ihren Gegenspielern erhältst.

Da Tabata dein Herz-Kreislauf-System sehr in Schwung bringen wird, solltest du bei Vorerkrankungen erst mal deinen Arzt um Rat fragen und dann trainieren. Wenn dein Arzt Bedenken äußert, kannst du ihn um Alternativen fragen, denn meistens heißt eine Vorerkrankung nicht gleich das völlige Aus für Sport.

Grundsätzlich gilt: je mehr Muskeln du verwendest, desto länger hältst du durch, denn du ermüdest nicht so schnell. Außerdem gilt, je mehr Muskeln du trainierst und je größer sie sind, desto größer werden die positiven Effekte auf deinen Körper werden (siehe Kapitel 3).

Wenn du nicht vorher regelmäßig Sport getrieben hast und dich nicht zu äußerst sportlichen Leuten zählst, solltest du langsam anfangen, denn dein Körper ist Anstrengung dieser Art überhaupt nicht gewöhnt. Tabata ist nicht unbedingt geeignet für Sportanfänger, überschätze dich also bitte nicht! Dafür haben wir hier ein Einführungsprogramm für dich:

Trainingseinstieg für Sportmuffel und alle anderen

In den ersten drei Wochen ersetzt du das Tabata Training durch folgende Übungen. Der Zeitaufwand bleibt dabei der gleiche.

<u>Erste Woche</u>: in der ersten Woche fängst du langsam an, indem du zwanzig Minuten am Tag eine Ausdauersportart betreibst. Dabei spielt es keine Rolle, ob du dir das Fahrrad vom Nachbarn ausleihst, joggen gehst oder etwas Anderes tust. Hauptsache ist, dass du dich 20 Minuten lang so bewegst, dass du deutlich ins Schwitzen kommst.

Zweite und dritte Woche: In der zweiten Phase wirst du dich weiterhin für 20 Minuten bewegen, aber nun in Intervallen. Nach 5 Minuten aufwärmen (so bewegen, dass du ins Schwitzen kommst) machst du ein paar Intervalle:

1. 1 Minute Vollgas, in der du alles gibst und ans Limit gehst.

2. 30 Sekunden moderat weitermachen

3. 2 Minuten Vollgas

4. 1 Minute moderat

5. 2 Minuten Vollgas

6. 1 Minute moderat

7. 1 Minute Vollgas

8. 1 Minute moderat

Während dieser Intervalle solltest du trotzdem noch genug Luft zum Sprechen haben. Übertreibe es also nicht.

In den verbleibenden 5 Minuten deiner täglichen Übungszeit kannst du ein wenig mit dem Krafttraining anfangen und dabei zwei Übungen machen.

Mach 8 Liegestütze bei denen die Knie auf dem Boden bleiben und mach 8 Situps. Wiederhole beide Übungen drei Mal.

Fertig!

Trainingstage

Wir empfehlen dir sehr, Tabata an mindestens 5 Tagen in der Woche durchzuführen, sonst ist die Wirkung weniger. Am Anfang ist es auch am besten, sich auf 5 Tage zu beschränken anstatt übereifrig an 7 Tagen zu trainieren. Dein Körper kann die Pausen tage zweimal in der Woche gut gebrauchen. Ganz am Anfang solltest du sogar erst mal nur an 3-4 Tagen pro Woche trainieren und dabei einen Trainingstag immer mit einem Pausentag abwechseln. Tabata ist sehr anstrengend und wenn dein Herz-Kreislauf-System nicht daran gewöhnt ist, musst du es langsam angehen. Das gilt übrigens auch für Sportler, denn Tabata ist anders als die meisten anderen Sportarten.

Wir haben oben schon beschrieben, dass Tabata Training höchst flexibel gestaltbar ist. Das heißt auch, dass du die zwei Pausentage frei wählen kannst und dass sie nicht jede Woche auf dieselben zwei Tage fallen müssen. Allerdings ist es für dich besser, wenn die Pausentage nicht hintereinander liegen, sondern separat sind. Wir tendieren dazu, an den zwei Tagen des Wochenendes alles stehen und liegen zu lassen, aber es wären besser, wenn und an einem dieser Tage weiterhin trainierst und stattdessen an einem Tag während der Woche Pause machst. Nimm beispielsweise den Mittwoch – du kannst dich dafür belohnen, die Hälfte der Arbeitswoche hinter dich gebracht zu haben.

Intervalle

Die Intervalle des ursprünglichen Tabata Trainings sind 20 Sekunden Intervall und mit 10 Sekunden Pause dazwischen. Normalerweise Bilden 8 Intervalle mit ihren Pausen eine tägliche Einheit. Man muss kein Mathematiker sein, um festzustellen, dass das gerade mal 4 kurze Minuten ergibt. Rechne noch 5 Minuten Aufwärmzeit davor und die Zeit, bis du deine Stoppuhr gestellt und die weiche Unterlage ausgebreitet hast und voilá: Sport in 10 Minuten am Tag. Das sind klitzekleine 0,69% eines Tages! Also im Kalender völlig zu vernachlässigen. Aber dein Körper wird in dieser kurzen Zeit einen Wandel erleben.

Für die Intervalle kannst du ganz einfach die Stoppuhr verwenden und einfach durchgehend laufen lassen. Bis 0:20 Intervall, bis 0:30 Pause, bis 0:50 Intervall, bis 1:00 Pause, bis 1:20 Intervall und so weiter bis zum Ende.

Man kann auch längere Intervalle machen, also die Originalversion von Tabata etwas verändern. Das kann dann Sinn machen, wenn du nur einen oder zwei Muskeln trainierst, anstatt vielen. Ansonsten macht es nicht viel Sinn, die Intervalle zu verlängern.

Es gibt auch sogenannte Tabata Timer, manche davon gibt es nur auf Englisch, aber sie sind sehr leicht verständlich. Du kannst sie im Google Playstore oder Apple App Store auf dein Smartphone herunterladen, oder im Internet die Seite www.TabataTimer.com verwenden. Die Timer haben den Vorteil, dass du nicht mehr auf die Uhr schauen musst, denn sie sagen dir an, wann ein Intervall anfängt und aufhört, genauso wie die Pausen. Du kannst bei den Timern auch die Länge und Anzahl von Intervallen einstellen.

Es gibt auch Timer auf Youtube, die das Timing mit guter Musik verbinden, was der Motivation ganz gut tut. Gib in der Suchleiste einfach Tabata Timer ein und du wirst viele Kanäle finden, die verschiedene Musikrichtungen anbieten. Auch diese Timer sagen dir an, wann Intervalle bzw. Pausen anfangen und aufhören. Leider kann man sie nicht ändern und die meisten sind für 20 Sekunden Intervall und 10 Sekunden Pause ausgelegt, die Originalversion also.

Jedoch empfehlen wir für den Anfang, erst mal nicht 20 Sekunden durchzuführen, sondern mit kürzeren Intervallen und längeren Pausen zu arbeiten, damit sich dein Kreislauf an die Anstrengung gewöhnen kann.

Hier ist ein Vorschlag:

1. Woche: 10 Sekunden Intervall – 20 Sekunden Pause – 6 Intervalle

2. Woche: 10 Sekunden Intervall – 20 Sekunden Pause – 7 Intervalle

3. Woche: 10 Sekunden Intervall – 20 Sekunden Pause – 8 Intervalle

4. Woche: 15 Sekunden Intervall – 15 Sekunden Pause – 6 Intervalle

5. Woche: 15 Sekunden Intervall – 15 Sekunden Pause – 7 Intervalle

6. Woche: 15 Sekunden Intervall – 15 Sekunden Pause – 8 Intervalle

7. Woche: 20 Sekunden Intervall – 10 Sekunden Pause – 6 Intervalle

8. Woche: 20 Sekunden Intervall – 10 Sekunden Pause – 7 Intervalle

9. Woche: 20 Sekunden Intervall – 10 Sekunden Pause – 8 Intervalle

Alternativ kannst du auch sofort mit 20 Sekunden Intervall und 10 Sekunden Pause und 8 Intervallen anfangen, aber dafür bei den Intervallen nicht an deine Grenzen gehen und dich über die nächsten Wochen hinweg langsam (wirklich sehr langsam) an dein Maximum anzunähern.

Intensität

Tabata lebt davon, dass es anstrengend ist, sonst funktioniert es nicht. Wenn du nach den 10 Minuten Training noch fit genug für einen Spaziergang bist, hast du dich nicht genug angestrengt. Wenn du so richtig platt bist, ist alles in Ordnung.

Wenn es dir zu viel wird und dein Kreislauf nicht mitmacht, schalte in den ersten Wochen erst mal ein, zwei Gänge runter, bis dein Herz und deine Lungen sich daran gewöhnt haben. Das kann jedem passieren, nicht nur Sportmuffeln.

Übertreibe es einfach nicht, denn damit tust du dir und deinem Körper keinen Gefallen. Wenn bestimmte Übungen tagelangen Muskelkater verursachen, lass sie weg und tausche sie durch andere Übungen aus. Wenn dir schwindelig wird, dann hör sofort (!) auf!! In diesem Fall hast du deinen Kreislauf überanstrengt und du solltest diese Übung künftig entweder ganz weglassen oder langsamer angehen. Tabata ist sehr anstrengend für dich und du solltest die langen Eingewöhnungsphasen ernst nehmen. Steigere dich nur sehr langsam von den leichteren zu den schwierigeren Übungen, du wirst schnell merken, dass es anders gar nicht gehen wird. Hör einfach ein bisschen auf deinen Körper, er sendet dir Signale, wenn etwas zu viel für ihn wird und die Grenzen zwischen „anstrengend" und „zu viel" liegen sehr nahe beieinander.

Es kann dir auch passieren, dass du mehrere Monate lang kein Problem hast und dann geht der Sommer los, es wird heiß und auf einmal kippst du beim Training beinahe um, weil dein Körper überhitzt. Das ist kein Problem, es gibt Leute, die mit Hitze nicht gut umgehen können. Das ist keineswegs deine Schuld, sondern liegt einfach an unseren Körpern. In dem Fall solltest du Tabata Training nur in der kühleren Jahreszeit machen.

Nach dem Training

Nach den Intervallen kannst du nochmal zwei Minuten lang die Aufwärmübung wiederholen, um langsam herunter zu kommen. Bewege dich anfangs schnell und werde dann immer langsamer, um so den Übergang zum kompletten Stillstand (und dem faulen Teil des Tages) zu gestalten.

Auch wenn das Training nur 10 Minuten dauert, wirst du sehr viel Schwitzen. Also ist es sehr wichtig, dass du erst mal viel trinkst, denn du hast gehörig an Wasser verloren. Um Muskeln aufzubauen, wäre es auch nicht schlecht, wenn du genug Protein zu dir nimmst. Proteinshakes sind hierbei völlig unnötig, denn du kannst mit deinen normalen Lebensmitteln genug Protein zu dir nehmen. Es kommt in vielen Lebensmitteln vor, wie zum Beispiel Hülsenfrüchte, Milchprodukte wie vor allem Käse, Fleisch und Eier.

Gönn dir nach dem Training eine Verschnaufpause, denn du hast sie dir redlich verdient.

15

Kapitel 2: Tabata Übungen

Für den Anfang oder wenn du neue Übungen ins Programm aufnimmst, wäre es nicht schlecht, wenn du erst mal vor einem Spiegel trainierst, damit du sicher stellen kannst, ob du es auch richtig machst. Bei den meisten Übungen ist es wichtig, auf einen geraden Rücken zu achten. Oft hat man sowas nicht oder nur schlecht im Gefühl und kann daher im Spiegel beobachten, wie es aussieht und entsprechend die Haltung korrigieren. Durch unseren modernen Lebensstil, bei dem wir meistens sitzen, neigen wir zu leider einem zu krummen Rücken, was bei den Übungen schlecht wäre.

Aufwärmtraining

Bevor du dich in die Tabata-Intervalle stürzt, solltest du deinen Körper erst mal aufwärmen. Ohne gutem Aufwärmtraining riskierst du Verletzungen, vor allem Risse und Zerrungen, die vermieden werden können, wenn deine Muskeln, Sehnen, Bänder und Gelenke warm sind, denn sie sind dann dehnbarer. Wenn du warm bist, kannst du auch mehr Leistung bringen und das

Tabata Training somit effektiver machen. Auch dein Herz-Kreislauf-System ist dadurch besser auf die Intervalle vorbereitet.

Fürs Aufwärmen ist es am besten, Übungen zu machen, die deinen ganzen Körper beanspruchen. Da wir dein Tabata Training für Zuhause planen, haben wir hier einige Übungen, die man bequem im Wohnzimmer durchführen kann.

Setze einen Timer oder schaue einfach auf die Uhr, das Aufwärmtraining sollte etwa 5 Minuten dauern. Dabei solltest du langsam anfangen und mit der Zunahme deiner Temperatur auch langsam etwas steigern. Geh aber nicht an deine Grenzen, beim Aufwärmen handelt es sich nicht um ein XXL-Intervall des Tabata Trainings.

Laufen

Laufe auf der Stelle, dabei springst du quasi auf der Stelle und wechselst die Beine immer ab, eins vorn eins hinten, dann das andere vorn und das andere hinten. Schwing dabei deine Arme mit, ebenso einer vorn und einer hinten, immer im Wechsel.

Variationen fürs Laufen

1. Hebe die Knie bei jedem Schritt auf Hüfthöhe an. Deine Arme schwingen jetzt nicht an der Seite des Körpers,

sondern vor dem Körper, etwa von Hüfthöhe bis Schulterhöhe.

2. Kicke deine Fersen bei jedem Schritt. Diese Übung ist auch sehr gut geeignet, um deine Koordination und deine Flexibilität zu vergrößern.

Treppensteigen

Wer daheim ein Treppenhaus hat, kann gerne davon Gebrauch machen und die Treppen gemächlich nach oben joggen und dann nach unten rennen, wieder nach oben joggen und nach unten rennen, bis die 5 Minuten vorbei sind.

Springen

Dafür braucht es kein Seil, man kann auch einfach so springen.

1. Hampelmänner

Der Klassiker aus der Grundschule: Im Stehen die Beine auf etwa doppelte Schulterbreite spreizen und wieder schließen und dabei die ausgestreckten Arme von der Hüfte bis über den Kopf heben und wieder fallen lassen.

2. Seitsprünge

Springe mit geschlossenen Beinen in verschiedene Richtungen, links-rechts oder auch vorne-hinten.

Übungen für Einsteiger

Diese Übungen sind für den Anfang gut geeignet (also nachdem du erfolgreich die Eingewöhnungsphase aus dem letzten Kapitel abgeschlossen hast), sie führen dich langsam in dein Tabata Training ein und du kannst dich gut an die ungewohnte Art zu trainieren gewöhnen. Daher empfehlen wir auch Leistungssportlern, erst mal nur Einsteigerübungen zu machen, einfach, um sich an die Rhythmen und die schnelle Umstellung zwischen Übungen zu gewöhnen. Die 10 Sekunden Pause sind manchmal kürzer, als sie aussehen.

Mach am Anfang nur zwei verschiedene Übungen, jeweils vier Mal im Wechsel. Gib dir zwei Wochen als Eingewöhnungsphase, dann kannst du drei und schließlich vier verschiedene Übungen von diesem Block wählen und durchführen.

Wenn dir 8 Mal 20 Sekunden zu lange sind, ist das kein Problem. Kürze bitte nicht die Intervalle, sondern reduziere einfach die Anzahl der Intervalle. Probiere es erst mal mit 4, dann mit 6 und du wirst sehen, nach zwei oder drei Wochen wirst du genug Durchhaltevermögen besitzen, um alle 8 Einheiten durchzustehen.

WICHTIG: Verwende keine Gewichte und mach keine Kraftübungen! Am Anfang muss sich dein Körper erst mal an diese hochintensive Leistung gewöhnen können. Das gilt für alle, vom Sportmuffel bis zum Sportler, sonst verletzt du dich! Nimm dir für die Einstiegsphase mindestens einen Monat Zeit, gerne auch (wesentlich) länger. Wie im letzten Kapitel bereits erwähnt wurde, sollten Sportmuffel erst mal nur die dort beschriebenen Übungen machen, bevor sie mit Tabata erst anfangen.

Springen

Springe mit geschlossenen Beinen so hoch wie du kannst (oder die Zimmerdecke erlaubt) und zieh bei jedem Sprung die Knie an.

Kniebeugen

Auch ein Klassiker. Stell dich so hin, dass deine Füße etwa schulterbreit auseinander sind. Geh so weit in die Knie, bis die Knie über den Zehenspitzen schweben. Nicht weiter! Wenn du der Übung das gewisse Etwas verleihen willst, kannst du auch deine Arme involvieren. Jedes Mal, wenn du mit den Knien wieder nach oben gehst, kannst du dabei die Arme über den Kopf heben.

Beinrückheben

Geh auf alle viere und hebe ein Bein nach hinten und so hoch, wie möglich an. Das Bein schwebt dabei immer in der Luft und wird nie abgesetzt. Mach diese Übung schnell und versuche, in den 20 Sekunden dein Bein mindestens 18 Mal anzuheben. Du kannst ein Bein pro Intervall benutzen und dann im nächsten Intervall das andere Bein. Bei dieser Übung solltest du gut darauf achten, dass du kein Hohlkreuz machst. Diese Übung ist gut für deine Oberschenkel und deinen Po.

Liegestütze leicht

Geh auf alle Viere. Mach nun Liegestützen mit den Knien auf dem Boden. Versuche, in den 20 Sekunden auf 20 Liegestützen zu kommen. Auch bei dieser Übung ist es wichtig, einen geraden Rücken zu behalten, denn viele neigen dazu, einen Buckel zu machen. Wenn du nicht gern deine Handgelenke nach hinten biegst, dann mach eine Faust und stell die Hände mit der Faust auf den Boden. Dadurch trainierst du auch die Stabilität deine Handgelenke sehr gut nebenher. Das ist nicht nur schlecht für den Rücken, sondern macht die Übung auch zu leicht. Liegestützen trainieren speziell deine Arme und Schultern.

Treppensteigen

Ja, wir haben versprochen, dass du beim Tabata völlig ohne Geräte auskommst.

Dennoch ist diese Übung perfekt für alle, die Treppen im Haus haben: renne die Treppen nach oben und zwar so schnell, wie du kannst. In der Pause kannst du gemächlich wieder nach unten. Diese Übung bietet sich gut als erstes Intervall an. Nehmen wir an, deine Wohnung liegt im zweiten Stock. Dann fängst du dein Tabata Training einfach im Keller an und rennst dann in deine Wohnung.

Schiffchen leicht

Leg dich auf den Rücken und verschränke die Hände hinter deinem Kopf. Hebe nun die ausgestreckten Beine und die Schultern an, bi es nicht mehr weitergeht. Versuche, in den 20 Sekunden auf etwa 15 Wiederholungen zu kommen.

Stepper leicht

Diese Übung funktioniert am Besten im Treppenhaus, geht aber auch mit einer Kiste oder anderen Dingen von etwa 20 cm Höhe, solange sie auf rutschfestem (!) Untergrund stehen. Während des Intervalls stellst du erst einen, dann den anderen Fuß auf eine Stufe und dann wieder den ersten und dann den zweiten Fuß hinunter auf den Boden. Versuche, diese Übung möglichst schnell zu machen.

Übungen für Fortgeschrittene

Wenn du dich nach zwei oder drei Monaten mit den Übungen für Einsteiger sicher fühlst, kannst du dich langsam zu den Übungen für Fortgeschrittene steigern. Sei damit allerdings nicht zu voreilig, sonst wirst du deinem Körper keinen Gefallen tun. Du kannst gut und gerne drei Monate lang nur Einsteigerübungen machen, das ist absolut kein Problem, denn Tabata wird auch mit diesen Übungen äußerst effektiv sein. Fang erst mit den fortgeschrittenen Übungen an, wenn du dir mit den Einsteigerübungen völlig sicher bist, das heißt, du hast kein Problem damit, sie bis zum Ende durchzuhalten und wenn deine Haltung, speziell des Rückens, gut ist. Baue die neuen Übungen Schritt für Schritt in deinen Trainingsplan ein, etwa eine pro Woche.

Liegestützen schwer

Geh auf alle Viere und hebe die Knie vom Boden ab und mach nun Liegestütze. Geh dabei soweit nach unten, dass deine Ellbogen einen rechten Winkel bilden und wieder nach oben, bis die Ellbogen ausgestreckt sind. Geh nicht ganz nach unten (wie man es in manchen Videos sieht), denn dadurch kannst du ziemliche Ellbogenprobleme bekommen.

Achte darauf, dass dein Rücken und Po eine gerade Linie bilden. Viele neigen hier zu Hohlkreuzen oder angewinkelten Hüften.

Bergsteiger

Die Grundposition ist die gleiche, wie bei den Liegestützen. Nun winkelst du ein Bein an und setzt nach vorne ungefähr auf Hüftlevel. Nun machst du Sprünge und wechselst dabei die Beinpositionen aus. Wenn du also mit dem rechten Bein angefangen hast, streckst du es nun aus und gleichzeitig (daher der Sprung) winkelst du das linke Bein an und setzt es nach vorne. Wenn du in dieser Übung sicher bist, kannst du einen Wechsel pro Sekunde schaffen.

Situps

Situps sind ein Klassiker aus dem Bauchmuskeltraining. Leg dich auf den Rücken und winkle deine Beine an, sodass sowohl deine Hüften als auch deine Knie einen rechten Winkel bilden. Verschränke deine Hände hinter deinem Kopf und hebe nun den Oberkörper an, möglichst bis zu den Knien. Wenn nicht, ist das auch in Ordnung, Hauptsache, du schaffst 15 Situps in den 20 Sekunden.

Schiffchen schwer

Der Anfang ist der gleiche, wie beim leichten Schiffchen. Wenn du in der Position bist, dass deine Arme und deine Schultern angehoben sind, drehst du nun deine Schultern abwechselnd zur linken und zur rechten Seite, anstatt nur nach oben und unten zu gehen. Dadurch trainierst du auch die Bauchmuskeln an den Seiten.

Stepper schwierig

Ähnlich wie die leichte Stepper-Übung, aber jetzt wechselst du die Füße immer ab. Grundposition ist ein Fuß auf dem Boden und der andere auf der Stufe. Dann springst du hoch und wechselst die Füße aus, sodass nun der eine Fuß auf der Stufe ist und der andere auf dem Boden.

Burpees

Du fängst im Stehen an und gehst runter in eine Kniebeuge. Von dort setzt du die Hände vor dir schulterbreit auf den Boden und springst mit den Beinen nach hinten, sodass du in der Ausgangsposition für die Liegestütze bist. Nun machst du eine Liegestütze und springst dann wieder mit den Beinen nach vorne, gehst mit dem Hintern etwas nach oben, und richtest den Oberkörper auf. Anstelle einfach die Beine zu strecken, springst du jetzt nach oben und zwar so hoch, wie du kannst. Dabei schnellst du auch mit den Armen nach oben, wie beim Hampelmann.
Diese Übung erfordert viel Koordination und

eine gute Rückenhaltung, also mach sie erst, wenn du bei den schwierigen Liegestützen und Mountain Climbern eine gute Haltung erreicht hast.

Diese Übung ist sehr anstrengend, daher kannst du für den Anfang auch gerne nur den Teil von Kniebeuge zu Sprung machen und die Liegestütze weglassen. Du wirst dadurch immer noch sehr angestrengt werden und deinen Körper ans Limit bringen.

Kakerlake

Anders als der Name, ist diese Übung sehr toll, um dich auszupowern. Starte auf allen Vieren und krabble 4 „Schritte" nach vorne, steh auf und springe nach oben, dreh dich um und geh wieder auf alle Viere und wiederhole die Übung.

Single-Arm Kickthrough

Die Grundposition ist die gleiche, wie bei der Liegestütze. Nun verlagerst du das meiste Gewicht auf eine Seite und kickst mit dem Fuß auf der leichten Seite nach außen. Wechsle beide Seiten so schnell wie möglich ab.

Weitere Tabata-Arten

Was wir dir vorgestellt haben, ist die klassische Art des Tabata Trainings, wie es erfunden wurde.

Es gibt allerdings auch weitere Arten, Tabata zu praktizieren, meistens zielen diese auf ein engeres Ziel ab, als einfach nur der allgemeinen Fitness und Fettverbrennung.

Es gibt unter anderem:

- Tabata mit Gewichten: anstelle einfach nur das Eigengewicht des Körpers zu benutzen, wird hier mit Gewichten gearbeitet. Da es immer noch darum geht, innerhalb von 20 Sekunden an die Grenzen zu gehen, sind diese Gewichte leichter, als beim herkömmlichen Krafttraining. Oft benutzt man nur 5kg. Dieses Training solltest du nur dann durchführen, wenn du bei den bisherigen Übungen eine perfekte Rückenhaltung hattest, denn sonst kannst du deine Wirbelsäule beschädigen.

- Tabata mit Terrabändern: Terrabänder sind dehnbare Bänder, die ursprünglich aus der Physiotherapie kommen und auch gerne im Sport verwendet werden. Sie sind relativ billig und sehr flexibel einsetzbar. Da man sie klein zusammenfalten kann, sind sie auch das ideale Sportgerät für unterwegs.

- Tabata für den Bauch: Plank-Challenge, Plank-Challenge seitwärts und andere Übungen werden hierbei durchgeführt. Da die Übungen etwas weniger anstrengend sind, als die herkömmlichen Tabata Übungen, wird ein Intervall auf 45 Sekunden gestreckt mit 15 Sekunden Pause dazwischen.

Wenn du dich für diese Tabata-Arten interessierst, solltest du nach Literatur dazu suchen, es gibt unzählige Übungen für alle Arten.

Kapitel 3: Wie Tabata deinen Körper beeinflusst

Fettverbrennung

Trotz nur sehr kurzer Dauer der Übungen kurbelt Tabata deinen Stoffwechsel enorm an. Mit einfachen Worten ausgedrückt: du verbrennst mehr Fett. Das Beste daran ist, dass du Fett nicht nur während der kurzen Übungsdauer verbrennst – mal ehrlich, das Ergebnis wäre sonst sehr kümmerlich. Nein, Tabata schürt deinen Nachbrenneffekt und zwar mehr als die meisten anderen Sportarten!

Was bedeutet der Nachbrenneffekt eigentlich? Es bedeutet, dass dein Körper auch noch nach Ende des Trainings weiterhin einen erhöhten Fettverbrauch hat. Bei Tabata ist dies der Fall und zwar für sehr viele Stunden, sogar mehr Stunden, als herkömmliches Ausdauertraining. Beim normalen Ausdauertraining verbrennt man zwar viele Kalorien, aber sobald man mit dem Training aufhört, hört auch der Kalorienverbrauch auf und man verbrennt kein zusätzliches Fett mehr. Beim Intervalltraining mit Ausdauersportarten gibt es hingegen einen Nachbrenneffekt.

Krafttraining hat einen noch größeren Nachbrenneffekt als Intervalltraining mit Ausdauersportarten. Wenn man nun Intervalltraining mit Krafttraining verbindet, statt mit Ausdauertraining erreicht man bei weitem den größten Nachbrenneffekt! Tabata ist genau das! Du trainierst deine Muskeln in Intervallen und erhältst in kurzer Zeit einen sehr langen Nachbrenneffekt.

Woher wissen wir das nun? Sportwissenschaftler und zum Teil auch Laien können den Nachbrenneffekt ganz einfach an verschiedenen Faktoren messen.

1. Deine Körpertemperatur steigt: das kannst du daran feststellen, dass dir noch lange Zeit nach dem Training nicht kalt wird. Eine höhere Temperatur bedeutet, dass dein Körper mehr heizen muss und das kostet sehr viel Energie, also Kalorien.

2. Hormone, wie unter anderem Adrenalin erhöhen deine Atemfrequenz, da sie dein Nervensystem anregen. Das verbraucht zusätzliche Energie.

3. Da dein Training in so kurzer Zeit so intensiv war, ist dein Stoffwechselhaushalt ein bisschen in Schieflage geraten (aber nicht im negativen Sinn). Durch die Bewegung

ist dein Glykogenspeicher viel leerer geworden. Der Glykogenspeicher ist ein Energiespeicher im Körper, der Kalorien in Form von Zucker für kurz- und mittelfristige Lagerung enthält. Dein Körper muss nun Kalorien von der letzten Mahlzeit oder vom Fettspeicher dafür verwenden, um den Glykogenspeicher wieder zu füllen. Außerdem ersetzt dein Körper Elektrolyte, die er durchs Schwitzen verloren hat und ersetzt beschädigte Eiweißbausteine im Körper. Das sind alles Vorgänge im Stoffwechsel, die Energie kosten.

4. Muskelspannung oder Muskeltonus: das ist die Spannung deiner Muskeln, denn auch ohne schmerzhaften Verspannungen haben deine Muskeln immer eine gewisse Grundspannung, auch im Ruhezustand. Durch das Tabata Training wird diese Spannung leicht erhöht. Du kannst den Unterschied wahrscheinlich nicht wahrnehmen, aber die Erhöhung dieser Grundspannung verbraucht auch mehr Energie, weshalb dein Kalorienumsatz größer wird.

Im Allgemeinen gilt für den Nachbrenneffekt, je mehr Muskelgruppen du mit dem Tabata Training aktiviert und angestrengt hast und je größer die einzelnen Muskeln sind, desto höher wird auch dein Nachbrenneffekt. Tabata Training alleine wird wohl kaum dazu ausreichen, um effektiv abzunehmen, denn es würde zwar funktionieren, aber nur sehr langsam. Wenn du allerdings ein Abnehmprogramm mit dauerhaftem Tabata Training verbindest, wirst du sehr viel erreichen können. Speziell den berühmt berüchtigte Jo-Jo Effekt nach Ende einer Diät wirst du dadurch gut in den Griff bekommen.

Also denk nochmal darüber nach: klingen 5 Tage Training in der Woche immer noch nach viel? Wahrscheinlich nicht! Und wenn wir dich noch nicht ganz überzeigen konnten, haben wir hier noch ein paar weitere Vorteile des Tabata Trainings für dich.

Verbesserte Ausdauer

Izumi Tabata hat in seiner Studie im Jahr 1996 am Institut für Fitness und Sport in der japanischen Hauptstadt Tokio zwei Gruppen von Sportlern mit etwa gleicher Grundvoraussetzung verschiedene Trainingspläne erstellt.

Die erste Gruppe machte Ausdauertraining in etwa moderater Stärke, an 5 Tagen in der Woche. Die zweite Gruppe machte Tabata Training: sie hatten eine kurze Phase zum Aufwärmen und dann 8 Intervalle à 20 Sekunden mit Pausen à 10 Sekunden

dazwischen, auch an 5 Tagen in der Woche. Insgesamt trainierten die Sportler der zweiten Gruppe also unter 10 Minuten jeden Tag.
Dieser Test lief 6 Wochen lang.

Nun erklären wir mal kurz zwei Begriffe: die aerobe Ausdauer und die anaerobe Ausdauer. Bei beiden geht es um die Versorgung der Muskeln unseres Körpers mit Sauerstoff und Energie und zwar unter Anstrengung. Bei der aeroben Ausdauer geht es darum, wie viel Sauerstoff der Körper verarbeiten kann. Wenn man die aerobe Ausdauer erhöht, passieren einige Dinge mit unserem Herz-Kreislauf-System: unser Herz bekommt ein größeres Volumen, der Herzmuskel wird dicker (also kräftiger) und die Herzkranzgefäße werden mehr, sodass das Herz selbst besser versorgt wird. Als Ergebnis können wir mehr Sauerstoff in die Muskeln transportieren und unser Ruhepuls wird niedriger.
Bei der anaeroben Ausdauer geht es um die Energieversorgung der Muskeln ohne Sauerstoff. Manchmal strengen wir uns so sehr an, dass die Sauerstoffversorgung unzureichend wird und der Körper muss sich andere Methoden einfallen lassen, um seine Muskeln noch versorgen zu können. Dafür bedient er sich bestimmter chemischer Prozesse, bei denen am Ende Milchsäure

entsteht. Diesen Prozess kann man auch durch Training verbessern.

Zurück zu unseren japanischen Sportlern im Gruppentest, mittlerweile sind die 6 Wochen vergangen und es wird getestet.

Die erste Gruppe, die Ausdauertraining durchgeführt hat, hatte eine aerobe Ausdauer, die um 9% erhöht war. Die anaerobe Ausdauer blieb gleich.

Die zweite Gruppe hatte nach dem Tabata Training eine aerobe Ausdauer, die um 14% höher war und das obwohl sie überhaupt nicht die Ausdauer trainierten. Die anaerobe Ausdauer war sogar um 28% höher als zuvor.

Das liegt eben daran, dass der Körper während eines Intervalls so sehr an seine Grenzen gebracht wird, dass er ein Sauerstoffdefizit aufbaut. Die Pausen geben dem Körper dann die Möglichkeit, dieses Defizit wieder abzubauen und auszugleichen. Da die Pausen allerdings nur kurz sind, muss der Körper seine Fähigkeit zur Erholung verbessern, sonst kann er nicht mithalten.

Du magst dich jetzt vielleicht fragen, was eine erhöhte Ausdauer konkret für dich bedeutet. Speziell, wenn du nicht zu den Sportlern gehörst, sondern eher zu den Sportmuffeln, die außer den 10 Minuten Tabata am Tag nichts mit Sport zu tun haben (wollen). Das ist ganz einfach: eine erhöhte Ausdauer bedeutet, dass die gleichen Dinge dich auf einmal viel weniger anstrengen. Wenn du früher nach zwei Stockwerken Treppen gehen außer Atem warst, wirst du jetzt frisch und munter sein. Auch deine Gesundheit profitiert stark davon, denn dein Herz wird stärker und kann mehr Volumen pumpen. Dies kann dir später im hohen Alter mal sehr entgegen kommen und du wirst dir dann dankbar dafür sein, dass du früher Sport getrieben hast.

Schlusswort

Wir hoffen, dass wir dir durch dieses Buch neue Möglichkeiten eröffnen konnten.

Richtig durchgeführt, hat Tabata Training ein extrem hohes Potential für dich. Du kannst jederzeit und überall trainieren und mit dem minimalen Zeitaufwand stört das Training deinen Alltag auch nicht mehr.

Da die Fettverbrennung hoch liegt, wirst du auch ein bisschen abnehmen können. Verzage nicht, wenn es mit dem Abnehmen eine gewisse Zeit braucht, denn gleichzeitig zur Fettverbrennung baust du auch Muskelmasse auf und Muskeln haben eine höhere Dichte als Fett. Du wirst es aber schnell merken, wenn die Hosen auf einmal um den Bauch herum schlabbern, wo sie früher fest und eng gesessen haben. Wenn die Oberschenkel auf einmal „dicker" werden, dann kneife sie einfach mal: es handelt sich nämlich keinesfalls um weiches Fett, sondern um knackige Muskeln. Das gleiche gilt für den Po. Sehr viele Tabata Übungen strengen diese

Regionen besonders an, also baust du hier besonders viele Muskeln auf.

Wenn du zu den Leuten gehörst, die sich alleine nicht zum Training aufraffen können, auch wenn es nur 10 kurze Minuten am Tag sind, kannst du Tabata auch mit deinen Freunden oder deiner Familie praktizieren. Man muss sich dabei nicht unbedingt persönlich treffen, es geht dank heutiger Kommunikation auch mittels Videochat. Um Erfahrungen und Tipps auszutauschen kannst du auch online Gruppen beitreten, die sich mit dem Thema befassen.

Lass dich von der langen Eingewöhnungsphase nicht abschrecken. Sie ist lange, aber sie ist es auch wert, denn am Ende wirst du sehr fit sein und einen sehr leistungsfähigen Körper haben, der eine knackige Figur besitzt und das bei nur 10 lächerlichen Minuten Zeitaufwand am Tag. Wart es einfach ab, bis dich neidische Blicke treffen und Komplimente ausgeteilt werden. Diese Momente sind einfach unbezahlbar!

Quellen

https://www.ncbi.nlm.nih.gov/pubmed/889
7392 (15.06.2017)

http://sport-
attack.net/tag/intervalltraining/?print=pdf-
search (15.06.2017)

https://www.t-nation.com/training/6-new-
tabata-workouts-for-fast-fat-loss (16.06.2017)

http://www.tabataprotocol.com/
(14.06.2017)

http://www.tabatatimer.com/ (14.06.2017)

Tabata, I. et al. (1996). Effects of moderate-
intensity endurance and high-intensity
intermittent training on anaerobic capacity
and VO2max. Medicine & Science in Sports &
Exercise Issue, 28 (10), 1327-1330.

Impressum

Text: Copyright © 2018 by ALI KALAI TLEMCANI

Impressum:

ALI KALAI TLEMCANI

1 Complexe El hassani Immeuble Amal 2

90000 TANGIER

Marokko

Alle Rechte vorbehalten.

Nachdruck oder Kopieren, auch auszugsweise, ist ohne Erlaubnis des Autors nicht gestattet.

Cover_Foto : © kurhan/ www.shutterstock.com

Wichtiger Hinweis:

Die in diesem Buch enthaltenen Informationen dienen ausschließlich informativen Zwecken und dürfen unter keinen Umständen als Ersatz für eine professionelle Beratung oder Behandlung durch ausgebildete und anerkannte Ärzte angesehen werden. Diese beinhalten keinerlei Empfehlungen bezüglich bestimmter Diagnose- oder Therapieverfahren. Die Inhalte dürfen niemals als eine Aufforderung zur Selbstbehandlung oder als Grundlage für Selbstdiagnosen und -medikation verstanden werden. Die Informationen spiegeln lediglich die Meinung des Autors wieder. Der Autor übernimmt für die Art oder Richtigkeit der Inhalte keine Garantie, weder ausdrücklich noch impliziert.

Sollten Inhalte des Buches gegen geltendes Recht verstoßen, dann bittet der Autor um umgehende Benachrichtigung. Die betreffenden Inhalte werden dann umgehend entfernt oder geändert.

Haftung für Links

Das Buch enthält Links zu externen Webseiten Dritter, auf deren Inhalte wir keinen Einfluss haben. Deshalb können wir für diese fremden Inhalte keine Gewähr übernehmen. Für die Inhalte der verlinkten Seiten ist stets der jeweilige Anbieter oder Betreiber der Seiten verantwortlich. Die verlinkten Seiten wurden zum Zeitpunkt der Verlinkung auf mögliche Rechtsverstöße überprüft. Rechtswidrige Inhalte waren zum Zeitpunkt der Verlinkung nicht erkennbar. Eine permanente inhaltliche Kontrolle der verlinkten Seiten ist jedoch ohne konkrete Anhaltspunkte einer Rechtsverletzung nicht zumutbar. Bei Bekanntwerden von Rechtsverletzungen werden wir derartige Links umgehend entfernen.